HOTEL-DIEU DE LYON

DISCOURS

SUR

L'EXERCICE DU MAJORAT

DE 1875 A 1881

Prononcé le 8 avril 1881

PAR

M. LÉTIÉVANT

Chirurgien titulaire de l'Hôtel-Dieu,
Professeur à la Faculté, Lauréat de l'Institut de France,
Membre correspondant de la Société de chirurgie de Paris,
Membre des Sociétés de médecine et des sciences médicales
de Lyon, etc., etc.

—⟨∾⟩—

**Perfectionnements chirurgicaux.
Introduction et installation de la méthode antiseptique.
Conservation du majorat.**

—⟨∾⟩—

LYON

ASSOCIATION TYPOGRAPHIQUE

GIRAUD, RUE DE LA BARRE, 12.

—

1881

DISCOURS

SUR

L'EXERCICE DU MAJORAT

DE 1875 A 1881

DISCOURS

SUR

L'EXERCICE DU MAJORAT

DE 1875 A 1881

Prononcé le 8 avril 1881

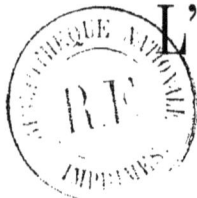

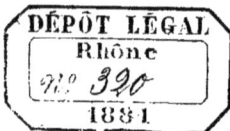

PAR

M. LÉTIÉVANT

Chirurgien titulaire de l'Hôtel-Dieu,
Professeur à la Faculté, Lauréat de l'Institut de France,
Membre correspondant de la Société de chirurgie de Paris,
Membre des Sociétés de médecine et des sciences médicales
de Lyon, etc., etc.

Perfectionnements chirurgicaux.
Introduction et installation de la méthode antiseptique.
Conservation du majorat.

LYON
ASSOCIATION TYPOGRAPHIQUE
GIRAUD, RUE DE LA BARRE, 12.

1881

DISCOURS

SUR

L'EXERCICE DU MAJORAT

DE 1875 A 1881

MONSIEUR LE PRÉSIDENT,

MESSIEURS LES ADMINISTRATEURS,

De temps immémorial les majors de vos hôpitaux, en quittant la période active de leurs fonctions, vous rendent compte des faits intéressants qui se sont produits pendant leur majorat.

Votre sollicitude pour vos grands établissements hospitaliers le réclame, et vous aimez à connaître les progrès de la science, à être instruits sur les résultats de vos institutions vingt fois jugées déjà, et que vous aimez à juger encore.

Je viens donc aujourd'hui vous entretenir de *quelques-uns des faits avantageux survenus aux malades pendant mon majorat*, à l'Hôtel-Dieu de Lyon.

Je grouperai sous les trois chefs suivants ce qui a caractérisé cette période de six années :

1° Perfectionnements apportés à certaines parties de l'art de guérir les maladies chirurgicales ;

2° Introduction et installation définitive de la méthode antiseptique ;

3° Conservation de l'institution du majorat.

§ I

Perfectionnements au traitement de certaines affections chirurgicales.

MESSIEURS,

Guérir est, sans contredit, la chose capitale ; mais, j'ai vu si souvent des résultats appelés *guérison*, entachés d'infirmités, que je me suis demandé si l'on ne pouvait *guérir mieux :* guérir en conservant la *perfection de la forme et de la fonction.*

C'est cette idée qui m'a conduit à instituer et à développer un certain nombre de méthodes thérapeutiques, dont je vais tracer une esquisse rapide.

Dans les *maladies des nerfs*, j'ai pu déterminer le plus souvent d'une manière précise les névrotomies qu'il fallait faire pour guérir les névralgies rebelles et le tétanos ; j'ai lutté contre les idées de mutilations multiples ou exagérées, vantées par quelques chirurgiens. Il faut détruire le mal, mais *rien que le mal.*

Les divers perfectionnements apportés à certains procédés opératoires concernant soit la division, soit la réunion des nerfs, et dont j'étais l'auteur, sont consignés d'abord dans mon *Traité des sections nerveuses* (Paris, 1873, ouvrage couronné par l'Institut), et dans les mémoires suivants : *Æsthésiographie* (Congrès du Havre, 1875) ; *Névralgies rebelles* (communication à la Société des Sciences médicales, 1875) ; *Névrotomie* (communication au Congrès de Genève, 1877). On trouve des compléments à cette étude dans la thèse de M. le docteur Bouverot, Lyon, 1879.

Dans certaines *maladies du système vasculaire :* hémorrhagies, anévrysmes, varices, quelle méthode préférer ?

Un malade perd son sang à flot par une plaie au creux de la main. Ira-t-on lier l'artère au bras ? — Vieille et déplorable méthode ! Liez au creux de la main, là où est le mal, et rien que là.

Un anévrysme a résisté à la compression digitale bien faite. — Extirpez-le, sous l'Esmarch, après avoir lié les deux bouts, et réunissez la plaie. — La ligature indirecte n'a plus sa raison d'être que dans les anévrysmes voisins du tronc où l'exsanguéfaction est impossible.

Des varices aux jambes empêchent celui qui en est atteint soit de continuer sa carrière, soit de pourvoir aux besoins de son existence : opérez par la méthode française, celle de Valette, de Lyon, mon regretté maître et ami (injection coagulante intra-veineuse) ; rejetez la méthode d'injection périveineuse d'ergotine qui nous vient de l'étranger : elle est absolument mauvaise.

Pour les *maladies du système osseux,* je ne puis résister au désir de rappeler qu'on guérit les *fractures du col du fémur.* — J'aurais cru inutile de proclamer ce dogme établi par Bonnet, de Lyon, si je n'avais entendu cent fois dire avec étonnement : « Ah ! on guérit les fractures du col du fémur !! » A Lyon, c'est la règle ; il faut bien qu'on le sache et qu'on l'enseigne.

On guérit aussi les fractures du corps du fémur *sans raccourcissement*. C'est encore la règle.

La *traction bi-élastique*, très-surveillée, est le moyen employé dans ce cas.

Cette méthode de tractions élastiques, difficile à bien diriger, donne une puissance considérable au chirurgien.

Elle m'a permis encore de supprimer, dans les fractures de jambe, l'emploi des pointes métalliques, moyen rempli d'inconvénients.

La traction élastique rend les mêmes services dans les fractures du membre supérieur quand il y a lieu d'en faire usage.

L'emploi de ce mode d'intervention conduit à la *guérison avec perfection de la forme et de la fonction*.

C'est encore le désir de conserver la forme et la fonction à mes opérés qui m'a conduit dans mes recherches sur d'autres maladies osseuses.

Les os sont les soutiens des parties molles du corps. Qu'un os soit enlevé, à la face, par exemple ? les parties molles s'affaissent, se tassent, se racornissent ; quel vide affreux il laisse ! quelles rides ! quelle gêne ! Ne pourrait-on, tout en guérissant une lésion grave, imposer des résultats moins désastreux ?

Mon procédé, qui consiste à enlever l'os de la mâchoire supérieure en taillant au ciseau les trois pointes osseuses que j'appelle *mon trépied osseux*, et qui laisse intacts les nerfs sensitif et moteur, me permet de conserver à mes

opérés la forme et la fonction intactes tout en laissant la guérison s'accomplir facilement.

J'ai communiqué, au Congrès de Clermont, 1876, une
observation avec photographie : on ne pouvait se douter en
voyant ce visage qu'un os volumineux en avait été extirpé.

Au Congrès de Genève (1877), j'ai également présenté un
autre malade ayant subi la même opération avec les mêmes
résultats.

La thèse de M. le docteur Cartier (Lyon, 1879) contient
d'autres faits semblables et démontre l'utilité de cette
méthode.

Si l'état de l'os à enlever ne me permet pas la conservation de mon trépied, je fais ce que j'appelle la *prothèse immédiate à la suite des opérations*. Je remplace immédiatement
l'os enlevé par un appareil métallique ou autre, semblable
de forme à l'os enlevé.

Je fais pour la mâchoire inférieure comme pour la supérieure, et je puis dire que ma méthode m'a donné d'excellents
succès ; mes malades parlent, mangent, mâchent et peuvent
retenir leur salive avec leur os artificiel que me fabrique
M. Martin. Leur visage conserve aussi leur forme naturelle
(communication au Congrès de Paris, 1878, et au Congrès de
Montpellier, 1879).

J'ai tenté les mêmes essais pour le nez avec des résultats
très-acceptables (Congrès de Montpellier) ; la prothèse immédiate remplace là, avantageusement, le nez artificiel qui
peut se perdre ou s'oublier dans un moment de distraction.

Les *maladies des articulations*, si nombreuses, ont pris
aussi une place importante dans mes études.

Sans m'arrêter à leurs plaies pénétrantes qui guérissent,

à leurs luxations récentes que l'on réduit aujourd'hui avec une simplicité merveilleuse de précision et d'innocuité, je me borne à appeler un instant votre attention sur une méthode nouvelle de guérison de certaines de leurs affections dites tumeurs blanches : l'*arthroxèsis*.

Au début de ma carrière on amputait encore pour les tumeurs blanches ; puis on les a réséquées.

En observant les résultats éloignés de ces deux genres de mutilation (suppression ou inertie du membre), je me suis demandé si on ne pouvait pas faire mieux.

Oui, Messieurs, cela est possible pour les tumeurs fongueuses :

Les masses fongueuses qui, dans ces cas, remplissent une articulation, ne constituent pas une maladie osseuse.

L'os est quelquefois entièrement sain ; quelquefois seulement un peu érodé par le voisinage des fongosités. Qu'on les enlève toutes ces fongosités, et l'on guérit sans qu'il soit nécessaire de réséquer ni d'amputer. En faisant ainsi on enlève tout le mal et *rien que le mal*.

On laisse des surfaces articulaires pouvant s'adapter exactement entre elles et on assure, outre la forme, la précision dans les mouvements du membre opéré.

Ma communication au Congrès d'Amsterdam (1879) a relaté les premiers succès de ma méthode.

Depuis, d'autres faits ont été consignés dans la thèse de mon excellent ami le docteur de Laprade (Paris, 1880).

Je ne veux point vous entretenir des progrès réalisés dans les *maladies des muscles et des tendons*. Les appareils, après l'opération, jouent souvent ici le rôle principal. Vous les décrire serait fastidieux. Leur but est toujours d'atteindre la guérison avec perfection dans le rétablissement de la forme et de la fonction.

Forme et *fonction*, cette même idée m'impose la prothèse immédiate après l'extirpation de l'œil, me fait préférer, pour l'opération de la cataracte, le procédé en deux temps de sclérokératotomie inférieure, l'œil soutenu par la pique, ce qui empêche toute déchirure conjonctivale ; simplicité, rapidité opératoire, guérison prompte, pupille faite pour regarder la terre et non les cieux.

Cette même idée m'a conduit à certains procédés de confection des lèvres encore inédits.

Certaines lésions trachéales m'ont poussé à faire quelques perfectionnements aux tubes à trachéotomie.

D'autre part, la nécessité d'une grande rapidité opératoire m'a été démontrée pour un malheureux asphyxié qui paraissait avoir rendu le dernier soupir. Je l'opérais quand même par trachéotomie ; il revint à la vie, après une respiration artificielle très-prolongée.

A la poitrine, mon *procédé d'extirpation* des grosses tumeurs du sein (1873) continue à me donner des succès.

Parmi le nombre de mes procedés opératoires, celui que j'instituai sur un malheureux atteint d'*empyème avec fistule* mérite d'être cité.

Le malade allait succomber à une hémorrhagie rebelle provenant de la cavité thoracique, c'est-à-dire de son empyème. J'ouvris une fenêtre au thorax en excisant trois côtes. Par là, je regardai, et, ayant vu, j'enfonçai de quatre-vingts à cent bourdonnets de charpie imbibés d'un liquide astrin-

gent. Mon tamponnement arrêta l'hémorrhagie. Le troi-
sième jour, j'enlevai tout; le malade guérit.

On m'a reproché d'avoir été téméraire dans ce cas. J'aurais
mieux aimé qu'on eût dit ce que l'on aurait fait à la place
de ce que j'ai tenté pour empêcher mon malade de mourir.
Jusqu'à nouvel ordre, dans un cas pareil, j'agirais de la
même manière.

A l'abdomen, l'extirpation de kystes de l'ovaire, l'ouver-
ture de vastes abcès, même par congestion, les entérotomies
continuent à donner de bons résultats à l'Hôtel-Dieu.

Pour les hernies étranglées, voici la manière de faire à
laquelle je me suis arrêté :

Les hernies étranglées de vingt-quatre heures, si elles
résistent au taxis, rentrent quelquefois après quelques
heures de compression élastique.

Plus anciennes ou rebelles, elles réclament l'opération de
la kélotomie. Toutefois, il faut suspendre l'opération s'il y a
le moindre indice faisant soupçonner une liberté probable
du tube intestinal. Une purgation rapide, dans ces cas, juge
la question. Si l'intestin est libre, la hernie est simplement
de l'épiploon étranglé ; elle ne réclame pas l'opération. Bien
souvent des hernies étranglées, de cette nature, qui m'étaient
envoyées après taxis, pour être opérées, ont guéri sans opération, et par la seule compression élastique, les 1er, 2e, 3e, 4e,
7e et 8e jour.

En maladies spéciales, je dois attirer votre attention
sur une méthode inédite que je considère comme une
voie ouverte au progrès. Elle concerne les *engorgements de
la prostate.*

Ces engorgements sont fréquents. La prostate devenue

grosse, bouche alors par pression le canal qu'elle touche.

Elle fait vis-à-vis de lui ce que font les amygdales engorgées vis-à-vis du gosier. Que fait-on aux amygdales ? On les extirpe, et le passage de l'air est ainsi rendu libre.

Que peut-on faire à la prostate engorgée ? L'exciser comme les amygdales. Pour cela, mon procédé consiste à faire une fente demi-circulaire au périnée imitant la fente buccale ; d'arriver par cette voie à la surface externe de la prostate engorgée, puis d'en exciser une notable portion. La pression cessant d'exister, le canal reprend sa fonction.

Messieurs, vous entretenir de taille ou de lithotritie, d'uréthrotomie interne, d'uréthrotomie externe, des résultats de ces opérations, devenues aujourd'hui bénignes, serait fatiguer vos oreilles de mots barbares et abuser de votre patience.

Je clos ici cette série de faits et vous dis en me résumant ce qui a été ma devise dans toutes mes tentatives chirurgicales :

Soulager, prolonger l'existence, quand on ne peut sauver ;

S'inspirer des circonstances lorsque l'on est aux prises avec des complications qui menacent la vie à bref délai. Agir alors avec promptitude et audace ;

Quand on a le choix des procédés, préférer celui qui doit guérir sans laisser d'infirmités. En un mot, guérir en *conservant la forme et la fonction parfaites.*

§ II

Introduction et installation définitive de la méthode antiseptique : ses conséquences.

Un fait important de mon majorat est l'introduction du pansement antiseptique, dit Listérien, dans mon service d'abord, puis sa généralisation.

Voici, Messieurs, le fil conducteur qui m'a guidé dans l'étude de ce pansement.

Les travaux de Pasteur avaient conduit plusieurs chirurgiens à soustraire les plaies à l'envahissement des corpuscules aériens. L'air paraissait être la cause de toutes les complications des plaies.

En 1870, le pansement par occlusion d'A. Guérin, basé sur ces idées, ayant donné quelques succès *relatifs* pendant la fin du siège de Paris, la théorie des microgermes de l'air parut confirmée.

En 1872, je discutai cette théorie (*Étude sur les pansements par occlusion ouatée*, 1872), et démontrai que sous l'occlusion on englobait complaisamment des myriades de germes aériens; que, protégés par ce pansement, les microgermes pouvaient proliférer à loisir, sur les plaies, sans qu'un lavage ni une inspection vînt entraver leur prodigieuse multiplication (une seule bactéridie reproduit par scissiparité binaire cent vingt milliards d'êtres semblables à elle, en trois jours).

On enfermait ainsi le loup dans la bergerie. L'odeur infecte s'exhalant des plaies ainsi pansées était une preuve de mon dire. L'examen microscopique du pus développé sous l'occlusion en a fait, depuis, la démonstration irréfutable.

Et cependant les plaies guérissaient parfois sous ce pansement malgré les innombrables microgermes qui y fondaient des colonies.

Évidemment la théorie s'égarait.

Lors de mon installation, en 1875, toujours occupé de cette étude, je vous fis part, ici, de mes idées à ce sujet en vous parlant de l'aération de l'Hôtel-Dieu.

Je vous montrais entre autre la maternité de cet hôpital placée au centre d'un monde des plus dangereux microgermes et restant indemne cependant : « Ce qui se passe là, « vous disais-je, pourrait donner quelque créance à l'opinion « de la transmission de ces maladies par inoculation, car « ce service de la maternité soustrait, pour ainsi dire à tout « public, est vraiment peu exposé à la contamination. » (Discours d'installation, 1875, p. 32.)

Laissant de côté tout parti pris, tout système arrêté, je résolus d'appliquer dans mon service le pansement antiseptique qui met les plaies à l'abri, tout à la fois, soit des corpuscules de l'air, soit de la contamination directe.

Mais ce n'est point chose facile, Messieurs, que d'installer une nouvelle méthode de pansement. Demandez de nouvelles

manœuvres en remplacement des habitudes prises ; substi-
tuez de nouveaux produits à ceux que l'on a coutume de
trouver bons, et le moins que l'on vous taxe est d'être un
novateur, un brouillon.

Dans ces conditions, on peut tenter quelques essais, ainsi
que je l'ai fait en 1868 pendant ma désignation, pour la
méthode antiseptique, et quelquefois les années suivantes.
Cela ne peut s'appeler une installation complète et ne peut
donner que des résultats insignifiants, incapables de faire
juger une méthode.

Ce n'est qu'en 1875, au mois de juillet, que j'installai
définitivement ce pansement dans mon service.

Il n'était, à cette date, installé d'une manière complète
dans aucun hôpital en France.

Il fallut à mes paroles toute l'autorité que leur donnait
mon titre de major ; il me fallut toute la ténacité que je pui-
sais dans mes convictions d'amélioration pour vaincre les
difficultés.

La tâche, à cette époque, me fut facilitée par mon pre-
mier interne, tout dévoué, et par la sœur attachée au service
pour les préparations pharmaceutiques.

Après un mois de ce pansement nouveau, les résultats
parurent merveilleux.

Mes trois autres internes demandèrent d'en faire l'application ; ce que j'admis de grand cœur.

J'eus là encore quelques difficultés :

Il fallait des pulvérisateurs, des mains pour les faire mar-
cher, des soins pour les entretenir, des locaux pour les

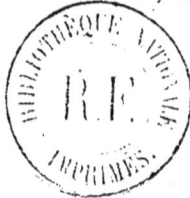

loger, des places encore pour mes préparations nouvelles.

J'étais un envahisseur.

J'eus à entendre des plaintes, à recevoir des députations, à détourner des résistances, à entretenir le zèle de mes adeptes, à encourager les faibles ; j'eus à sécher des larmes.

Je tins bon ; les résultats toujours heureux m'aidaient d'ailleurs puissamment à mesure que venait l'expérience.

L'infection purulente, qui m'avait encore enlevé un malade quelques semaines avant ce pansement, ne reparaissait plus.

J'avais des réunions immédiates d'amputation.

Les plaies guérissaient toutes.

Point de pourriture d'hôpital.

Point d'érysipèle.

Quand un incident vint de nouveau compromettre la méthode.

Vers le quatrième mois, un érysipèle se déclara sur une opérée du sein. Un deuxième se manifesta encore.

Cela montrait que la méthode ne mettait pas, d'une manière absolue, à l'abri de l'érysipèle, cette complication sérieuse des plaies.

Une période de découragement suivit ces faits. Le changement semestriel des services survint, et je sentis que j'avais une résistance sourde à combattre sur les nouveaux venus, pour maintenir la méthode antiseptique.

Il fallut lutter, raisonner, expliquer, défendre, payer surtout de ma personne, en multipliant mes visites et en faisant le plus souvent moi-même les pansements.

Il ne survint heureusement aucune complication, sauf toujours quelques érysipèles bénins ; et, l'année suivante, je constatai une diminution de la mortalité en chirurgie.

La cause était gagnée ; et cette jeunesse, parfois difficile à convaincre, mais toujours intelligente, bonne et généreuse, se mit avec dévoûment à pratiquer cette méthode qui rendait de si grands services aux pauvres opérés.

C'est à ce moment que je fis, avec succès, des opérations graves, presque audacieuses, opérations que je n'eusse osé tenter sans la confiance que me donnait le pansement antiseptique.

Je communiquai ces faits, et d'autres, au Congrès du Havre en 1877 (mémoire sur les résultats pratiques du pansement antiseptique).

J'en tirai des conséquences pour la pratique, et notamment, j'arrivai à poser en règle la réunion immédiate après les opérations, contrairement à l'opinion de plusieurs chirurgiens défavorables à cette manière de faire.

Messieurs, je vous avais signalé dans mon compte-rendu, pour l'année 1875, les premiers bienfaits dus à l'introduction du pansement antiseptique : « Depuis le mois de juil- « let 1875, écrivais-je, l'infection purulente n'a pas paru « dans mon service. »

L'année suivante, dans mon rapport pour l'année 1876, j'insistai sur les deux résultats suivants, dus à l'influence de mon pansement : « 1° l'infection purulente a disparu des « salles de chirurgie ; 2° la mortalité a diminué dans les « mêmes services. »

Pour l'année 1877, toujours dans mon compte-rendu, je rapportai les mêmes résultats.

A cette époque, ayant vaincu les premières difficultés et les résultats excellents étant manifestes, je résolus d'améliorer encore la méthode, si cela était possible.

Jusqu'alors j'avais mis en usage le pansement que j'appelais *listérien modifié*. Seul, soit par la facilité de se procurer les matières premières, soit par son prix, il s'était prêté à une installation possible à l'Hôtel-Dieu.

Je me déterminai à aller en Angleterre, pour voir Lister lui-même.

Le 26 août 1878 j'arrivais à Londres.

La méthode listérienne était en pleine application partout, dans tous les hôpitaux de cette ville, avec des nuances pourtant et certaines modifications, suivant les hôpitaux.

L'observation de ces modifications faite, je vis Lister, lui, l'auteur qui devait réaliser la méthode dans toute sa perfection.

L'habile chirurgien mit à me montrer son service, à m'exprimer ses idées, à me détailler son pansement dans toutes ses minuties, un empressement dont je ne saurais trop lui savoir gré. Il fit, devant moi, plusieurs opérations et plusieurs pansements.

Je remarquai dans son service, comme je l'avais remarqué dans les autres hôpitaux de Londres, de nombreuses guérisons d'opérations graves, sans suppuration.

Il me fut impossible de trouver la raison de ces faits ailleurs que dans la méthode antiseptique de pansement.

En effet, les chirurgiens de Londres opèrent comme nous, et, certainement, ce n'est pas dans leur manuel opératoire qu'il faut chercher la raison de leur supériorité dans les résultats de leur pratique.

Je ne trouvai pas non plus la raison de cette supériorité dans les conditions hygiéniques générales de leurs hôpitaux : ceux-ci sont situés dans des quartiers malsains, brumeux, mal aérés (King's Colege, Barthelmy hosp., etc.); leurs salles sont basses, se suivent, ont peu de jour, sont tristes, froides. Thomas hospital, lui-même, qui passe pour un de leurs hôpitaux perfectionnés, avec ses salles limitées a un cubage d'air bien inférieur à celui de notre grand Hôtel-Dieu.

Aucune des grandes conditions hygiéniques auxquelles on accorde, en France, une importance capitale, quant aux complications des plaies, n'existaient dans les hôpitaux de Londres.

C'était donc bien à la méthode de pansement seule qu'il fallait attribuer les guérisons sans suppuration.

Je voyais là ce que j'avais vu se produire à l'Hôtel-Dieu de Lyon où le pansement antiseptique avait totalement modifié les résulats opératoires.

J'exposai à Lister mon mode de pansement et les résultats que j'en avais obtenus dans mes salles. Il m'assura que l'on obtenait ces succès en suivant les lois fondamentales de ce pansement, sans qu'il soit nécessaire d'agir avec une chose plutôt qu'avec une autre. Lui, cependant, préférait le *modus faciendi* qu'il avait actuellement.

Désirant appliquer dans mon service, et avec toutes ses minuties, la méthode que Lister avait revue et corrigée, je fis, chez son fournisseur, où il me présenta, une commande de gaze phéniquée, protective, makintosh, etc., dont il se servait lui-même.

Le but de mon voyage atteint, je rentrai à Lyon où je fis immédiatement fabriquer un pulvérisateur à vapeur sur le modèle de celui dont se servait Lister. Muni de cet appareil, j'attendis impatiemment l'arrivée de ma commande.

Elle mit plusieurs semaines à me parvenir. Enfin elle arriva sous la forme d'une énorme caisse de zinc, hermétiquement fermée et accompagnée d'une facture non moins énorme, dont le contenu détermina, chez le directeur de la partie financière, des réflexions fort judicieuses sur l'inconvénient qu'il y aurait à abuser de ces produits (1).

Je lui promis la plus scrupuleuse réserve.

Dès le lendemain, je fis ma première application du pansement actuel de Lister, sur un malade à qui je venais d'amputer la jambe.

Le résultat fut heureux ; je ne notai pas de différence avec mes résultats habituels.

Je réappliquai le même pansement sur un autre amputé de jambe peu de jours après ; puis sur plusieurs amputés du sein ; sur une opérée d'un kyste de l'ovaire : la malade guérit. J'ouvris d'énormes abcès, même par congestion ; il y eut guérison. J'eus aussi des fractures compliquées mises sous ce pansement.

Je limitai l'emploi de mon vrai Lister aux cas graves, cherchant à établir un parallèle aussi consciencieux que possible entre ce mode du Lister vrai et le pansement listérien modifié, tel que je l'avais institué.

(1) Les hôpitaux de Lyon, ne recevant aucune subvention municipale, sont obligés de se suffire, soit par les revenus de leur dotation, soit par les dons charitables : l'ordre le plus parfait peut seul maintenir l'équilibre budgétaire dans ces vastes établissements.

Je dois dire que les résultats me parurent absolument les mêmes.

J'ai consigné ces faits dans mon mémoire : *Du pansement antiseptique à l'Hôtel-Dieu de Lyon* (1880).

Toutefois, je reconnus au mode de Lister un avantage sur le mien ; il était beaucoup moins pénible, comme application, il ne réclamait surtout pas une surveillance aussi active et pouvait être plus facilement abandonné à des aides peu au courant de la méthode.

Cette année, 1878, avait été meilleure encore que les précédentes, comme diminution de la mortalité. Son chiffre était de 1/20,16 ;

L'année suivante, 1879, fut encore meilleure 1/20,70.

L'écart entre la mortalité avant et après l'introduction de la méthode est assez sensible, Messieurs, pour mériter l'attention :

Avant l'introduction du pansement antiseptique, la mortalité oscillait, depuis plus de 15 ans, entre 1/12,95, c'est-à-dire 7,72 %, et 1/16,71, soit 6,25 % ;

Elle se rapprochait souvent des chiffres les plus mauvais. Ainsi on l'avait vu :

A 1/13 et une fraction, en 1863, 66, 67, 73 ;   soit 7,69 %.
A 1/14 et une fraction, en 1864, 65, 71 ;   soit 7,14 %.
A 1/15 et une fraction, en 1860, 61, 62, 63, 69 ; soit 6,66 %.
A 1/16 et une fraction, en 1872, 74, 75 ;   soit 6,25 %.

Aujourd'hui la mortalité est (1879) de 1/20,70 ; ce qui fait 4,83 %.

Près de la moitié ou le tiers en moins de mortalité, Messieurs, cela accuse vraiment la puissance de la méthode qui a conduit à ces résultats.

Aussi, lorsque, l'année dernière, 1880, vous vîntes, Messieurs, me demander mon opinion sur ce mode de pansement que quelques chirurgiens demandaient aussi à introduire dans leurs services, je n'hésitai pas à vous déclarer que je le tenais pour excellent, à vous encourager à entrer largement dans cette voie, à ne pas vous laisser effrayer par des dépenses qui auraient pour résultat le salut d'un bon nombre de malades dans vos hôpitaux et qui, en somme, ne dépasseraient pas énormément vos prévisions budgétaires.

Devant ce langage, Messieurs, vous n'avez pas hésité, et depuis, le pansement antiseptique, sous cette forme nouvelle, déjà depuis seize mois pratiqué dans mon service, s'est promptement généralisé dans tous les hôpitaux de notre ville.

Aujourd'hui, il est partout.

Il a conquis droit de cité.

La méthode se pratique avec soin, elle est approuvée et acceptée comme un bienfait.

Elle inspire même, quelquefois, un enthousiasme exagéré : on cite, comme fait scientifique important, que tel opérateur anglais quitte son habit et le fait quitter à ses aides, avant d'opérer.

Comme si l'habit était la seule partie du vêtement infectée de microgermes !

Les vaporisateurs anglais sont aussi l'objet d'une naïve

admiration : leurs vapeurs sont semblables aux brouillards de la Tamise, dit l'un ; aux brouillards de Londres, dit l'autre.....

Ces discussions bysantines doivent laisser place à une observation plus sérieuse des faits.

Pour moi, Messieurs, l'air avec ses microgermes n'est pas le grand coupable. Aujourd'hui, comme il y a six ans, je vous le dis, ce ne sont pas les microgermes aériens qui doivent être chargés de tous les méfaits.

Aujourd'hui, comme alors, j'ai les yeux fixés sur votre Maternité de l'Hôtel-Dieu, et, je vous répète, que si l'air et ses miasmes étaient des agents de production d'infection des plaies des accouchées, cette Maternité, située au-dessus de la salle la plus meurtrière de chirurgie, entourée de tous côtés par des services réputés dangereux, cette Maternité aurait été cent fois la proie des plus épouvantables épidémies.

Non, Messieurs, ce n'est pas dans l'air qu'il faut chercher la cause des infections purulentes qui, ailleurs, déciment les Maternités.

Ce qui a sauvé votre Maternité, c'est qu'elle est *fermée* à tous. C'est sur ce point seul qu'elle a différé toujours des autres services.

Là, point d'élèves, point d'aides, sages-femmes ou autres; point d'explorations multiples. Des sœurs formées aux accouchements et sans relations extérieures, sont chargées de tout. Le médecin n'a qu'à formuler ; le chirurgien-major, s'il est appelé pour quelque cas grave, opère et ne reparaît plus.

Cette soustraction des accouchées à tout contact contaminateur direct, voilà ce qui est la cause réelle de la bénignité des suites de couches dans cette Maternité, la seule qui ait fait exception dans les grands hôpitaux de France.

Ce qui fait la contamination ou la souillure septique des plaies, soit chez les blessés, soit chez les accouchées, ce sont des *contacts directs :* instruments, éponges, eaux de lavage, charpie, linges, doigts des aides, des élèves, des médecins, des chirurgiens, voilà les agents de la contamination.

En voici encore une preuve :
Jetez les yeux sur mes tableaux statistiques comparés de 1875 : les services les plus *livrés* sont les plus meurtriers.

Voyez encore les hôpitaux que la crainte des corpuscules aériens a fait construire loin des grandes villes pour éviter les complications des plaies : ils ont tous des succès, assurément ; loin des centres scientifiques, leurs malades sont peu exposés aux contaminations directes.

Les Maternités de Paris, par crainte des microgermes de l'air aussi, ont disséminé leurs malades chez les accoucheuses de la ville. — Imperfection des résultats. — Il reste, avec cette mesure, trop de contamination possible.

Il n'y a pas jusqu'aux quelques succès du pansement de A. Guérin qui ne viennent à l'appui de la théorie que j'expose :
A la fin du siége de Paris, tous les amputés mouraient d'infection purulente, bien que pansés tous les jours et même plusieurs fois par d'habiles chirurgiens.
Que fait A. Guérin ? Croyant filtrer des germes, il enve-

loppe ses amputés d'énormes couches de coton tassé, serré fortement; puis il ne fait plus de pansement que le 25° jour ou plus tard.

En réalité, il soustrayait ainsi ses malades aux contaminations de tous les jours. Ceux qui n'avaient pas été infectés dès le jour de l'opération pouvaient échapper à l'infection et guérir, à moins d'une nouvelle inoculation au 2° ou au 3° pansement, car rien dans cette méthode ne met à l'abri, ni pendant l'opération, ni pendant les pansements.

Supprimez la contamination directe et vous supprimerez l'infection.

Les conséquences qui découlent de ces données seraient déplorables et désespérantes si le remède n'était à la portée de tous et n'avait fourni les preuves certaines de son efficacité.

Avec la méthode antiseptique, plus de contamen : aseptiques deviennent les chirurgiens, les médecins, les élèves internes et externes, les instruments, le coton, les malades eux-mêmes, tout, en un mot.

Les hôpitaux peuvent impunément rester ouverts à tous; les Maternités de Paris peuvent réintégrer leurs malades. La Maternité de la Charité de Lyon n'était-elle pas aussi autrefois un foyer d'épidémie ? Elle n'en a plus depuis 1878, que la méthode antiseptique y est pratiquée.

Favorisez la méthode, Messieurs, prêtez-vous à toutes les modifications qu'elle réclamera. Les perfectionnements appellent chaque jour de nouveaux perfectionnements et pourront vous imposer de nouvelles exigences budgétaires.

Par cela même qu'elle est puissante, cette méthode doit être surveillée avec soin, maniée avec prudence. Elle peut être comparée à une arme à deux tranchants.

La pureté des produits doit être l'objet d'une attention spéciale : l'acide phénique doit être parfaitement pur ; une solution trop acre, trop mordante, de même qu'une gaze mal préparée peuvent être nuisibles.

L'acide phénique tue les principes septiques, soit germes, soit bactéries, mais il peut aussi tuer les petits organismes de nos tissus. Une injection d'une solution forte, dans un tissu cellulaire lâche et facile à infiltrer, peut amener une inflammation gangréneuse.

La complication gangréneuse que je signale me paraissant moins rare qu'autrefois, depuis la généralisation de la méthode antiseptique, je tiens à mettre en garde contre ce qui peut rendre ce pansement nuisible et arrêter ses progrès.

§ III

Conservation du majorat.

Une sorte de lutte avait été organisée contre l'institution du majorat, il y a deux ans. La question de sa suppression, mise à l'ordre du jour, était presque tranchée dans le sens de sa disparition.

Les majors anciens et militants furent réunis par vos soins pour discuter cette importante question avant que vous ne la jugiez définitivement.

Le principal grief des adversaires du majorat était la prépondérance que donne la situation et l'impossibilité où elle mettait de nombreux chirurgiens de se produire.

Il est évident, Messieurs, vous disais-je alors, que vos devanciers en instituant le majorat ne l'ont point fait dans l'intérêt des chirurgiens, mais bien dans l'intérêt des malades.

Il ne pouvait s'agir ici vraiment de question de prépondérance ou de personnalité chirurgicale ; votre institution, il faut bien qu'on le sache, est faite uniquement en faveur des malades pauvres.

Qu'on lise les règlements à ce sujet : ils ne respirent que le plus profond dévoûment aux malades.

Il est facile, Messieurs, de démontrer la supériorité de cette institution à ce point de vue, en la comparant avec celle que l'on vous proposait pour la remplacer : l'institution du roulement.

Que de différences ! et combien la proposition nouvelle dénotait peu la notion réelle de ce qui pouvait convenir le plus aux malades dans vos hôpitaux !

Un parallèle très-bref suffira à en faire ressortir les traits principaux et à vous rappeler mes arguments.

L'institution du majorat fonctionne de la manière suivante :

Le major est nommé au *concours*. Ici, point de priviléges ; la lice est ouverte à tous ceux qui veulent travailler beaucoup et beaucoup se dévouer.

Le major reçu, après un concours *spécial*, fait *dix-huit mois de suppléance*.

Il fait ensuite *six années d'aide - majorat*. Pendant ce temps il a un service permanent important. Dans les cas obscurs, difficiles, imprévus, il a recours à l'expérience du major déjà vieilli dans la pratique.

Puis il fait *six années de majorat*. Il marche alors avec toute l'assurance que lui donnent huit années déjà passées dans la pratique de la chirurgie.

Enfin, il fait *six années de titulariat*, pendant lesquelles il consacre encore aux malades de l'Hôtel-Dieu l'expérience acquise durant les quatorze années écoulées.

Le major fait la plupart des grandes opérations. Il est à la disposition des accidents entrant à l'Hôtel-Dieu, et le jour et la nuit. Il a à pratiquer d'urgence : amputations, résections, ligatures, hernies étranglées, trachéotomie, versions, applications de forceps, etc. — Il est de garde quinze jours par mois, et pendant ce temps il ne peut s'absenter.

Il est responsable de votre arsenal.

Il était chargé de l'internat et de l'externat.

On vient de lui enlever cette direction, mesure sur laquelle on reviendra peut–être, car certains traitements spéciaux réclamant une grande puissance de direction, pourraient, de ce fait, se trouver en souffrance.

Je tiens à dire ici que si cette direction est enlevée au major, cela n'est pas dû à l'influence de ma direction. J'ai toujours eu pour l'internat, cet élite du corps médical, les égards qu'il mérite. Convaincu de la nocuité de la méthode de coercition dans la direction de la jeunesse, je lui ai toujours opposé la méthode du raisonnement et de l'entraînement.

Il est facile de concevoir, d'après le fonctionnement du majorat que je viens de montrer, que les chirurgiens atteignent vite à la fois et une science et une pratique sérieuses *offrant toutes les garanties aux malades.*

Cette science s'est traduite par des travaux importants, et il suffit ici de rappeler les noms des Pouteau, M.-A. Petit, Dussaussoy, Bouchet, Gensoul, Pétrequin, Bonnet, Barrier pour se souvenir que leurs travaux ont fait longtemps et font encore loi en sciences chirurgicales.

Le majorat de la Charité, calqué sur le même modèle que celui de l'Hôtel-Dieu, a conduit aux mêmes résultats.

A l'Antiquaille, l'influence de l'institution est aussi manifeste : avant le majorat, rien n'était sorti de cet hôpital ; le majorat est créé : tout aussitôt les malades sont soignés avec attention toujours, mais à des points de vue nouveaux. Les travaux scientifiques commencent et les livres succèdent aux livres.

C'est ainsi que l'humanité et la science bénéficient de cette institution.

C'est cette institution, Messieurs, que l'on vous proposait de remplacer par le système du roulement.

Vos chirurgiens devaient être désormais des chirurgiens roulants, c'est-à-dire passant successivement d'hôpital en hôpital, de service en service, jusqu'à ce qu'ils soient arrivés à la fin de leur carrière hospitalière, limitée à quinze années.

Il y aurait eu en tout neuf services chirurgicaux :

Un à la Croix-Rousse :

Trois à l'Antiquaille ;

Deux à la Charité ;

Trois à l'Hôtel-Dieu.

En supposant le cycle régulier dans le système du roulement, le chirurgien roulant devait passer *vingt mois* dans chaque service :

Vingt mois à la Croix-Rousse, petit service communal où il commence à s'exercer ;

Vingt mois aux teigneux à l'Antiquaille ;

Vingt mois aux vénériens ;

Vingt mois aux dartreux, même hôpital.

A peine aurait-il commencé à savoir ces diverses spécialités, qu'en vertu de la loi du roulement il devait passer ailleurs pour être remplacé dans son service par le chirurgien roulant après lui. — On aurait fait ainsi des spécialistes débutants, mais point de véritables spécialistes.

Et les malades ! Ils auraient été condamnés à passer sans cesse des mains de Monsieur un tel, débutant, aux mains de Monsieur un tel, autre débutant.

Votre chirurgien allait ensuite à la Charité :

Vingt mois au service des enfants ;

Vingt mois à la Maternité.

Encore de la spécialité ; et il l'aurait faite en quarante mois !

En dernier lieu, le chirurgien serait arrivé à l'Hôtel-Dieu, n'ayant plus que cinq ans pour aborder les exercices de la grande chirurgie.

Cinq ans ! vos chirurgiens-majors en font pendant *vingt années.*

Est-ce que vraiment, Messieurs, l'intérêt des malades eût été sauvegardé par ce système, d'une manière comparable à celle que présente le système du majorat ?

Si les malades avaient le droit de choisir, par notre temps de suffrage universel, lequel des deux systèmes pensez-vous qu'ils choisiraient ?

Encore, Messieurs, si le système proposé avait pu se soutenir par quelque intérêt scientifique !

Mais comment ces chirurgiens passant de service spécial en service spécial, tous les vingt mois, auraient-ils pu présenter des faits basés sur une pratique suffisante ?

Incomplètement instruits par la préparation d'un concours *diminué de force*, puisqu'il englobait toutes les questions, auparavant étudiées spécialement dans chaque concours de majorat; peu jaloux de s'occuper de questions spéciales qu'ils ne connaîtraient qu'incomplètement; vos chirurgiens roulants n'auraient eu que des connaissances imparfaites sur les questions intéressant l'art chirurgical. La chirurgie lyonnaise qui, grâce à votre institution passée, a fait la gloire de notre ville, serait arrivée certainement à déchoir.

Vous avez donc agi avec la plus grande sagesse, à tous les points de vue, en rejetant le nouveau projet, et je vous en félicite.

Votre institution du majorat est une garantie pour vos malades; elle dégage votre responsabilité en vous assurant des chirurgiens parfaitement expérimentés.

Cette institution, loin d'être détruite, doit être prise pour modèle par tous ceux qui désirent le bien de l'humanité.

Paris semble avoir des tendances à se rapprocher de votre manière de faire : à la place de médecins qui ne s'occupaient qu'incidemment d'accouchements, on nomme des accoucheurs formés à cette spécialité.

Le vieux proverbe : « Il faut forger pour être forgeron » sera éternellement vrai ; il est bon de le mettre en pratique.

Messieurs, au Congrès de Lyon (1872), la grande mortalité chirurgicale de l'Hôtel-Dieu avait conduit quelques chirurgiens à demander la destruction de cet hôpital sous prétexte de mauvaise aération.

Lors de mon installation en 1875, avocat convaincu, j'ai défendu cet hôpital au nom de la logique.

On a cru voir là une question personnelle, et un critique a dit : « il a fait un chaleureux plaidoyer en faveur du théâtre « de sa vie chirurgicale. »

Les résultats obtenus depuis cette époque, le perfectionnement des méthodes de guérison, l'introduction de la méthode antiseptique, la mortalité diminuée de près de moitié, démontrent que je n'avais pas défendu *ma chose, à moi,* mais la *chose publique,* et que ce magnifique établissement hospitalier ne réclamait pas des démolisseurs, ainsi qu'on l'avait dit, mais une étude approfondie des causes de maladies nosocomiales et des améliorations qui en découlent.

J'espère avoir établi sur des bases solides le maintien de cet hôpital.

J'espère aussi avoir contribué à faire vivre longtemps le majorat.

Mes paroles doivent être d'autant plus autorisées sur cette dernière question qu'ayant terminé mes fonctions de major, je ne puis être soupçonné, cette fois, de faire un « plaidoyer chaleureux » en ma faveur.

C'est donc bien avec la conscience de vous conseiller une chose bonne et utile que je répète :

Conservez le majorat ; conservez-le grand au nom des malades.

Cette institution est, d'ailleurs, remplie de promesses et d'avenir entre les mains de mon successeur, mon savant et bien cher ami, le docteur Daniel Mollière.

Je termine ici l'exposé des *quelques faits avantageux survenus aux malades pendant mon majorat.*

Je me borne à mentionner un fait important survenu dans nos milieux hospitaliers : l'introduction de la Faculté.

L'appréciation de ce fait demanderait des développements

qui ne pourraient trouver place dans ce discours déjà bien long et que j'ai voulu limiter seulement à ce qui a trait à mes fonctions de major.

En quittant ces fonctions, j'ai à remercier tous ceux qui m'ont prêté le concours que je leur demandais, il y a six ans. Il ne m'a fait défaut chez personne, ni dans les corps de l'internat, de l'externat, ni dans le personnel hospitalier dont le zèle et le dévoûment ont toujours été dignes d'éloges.

A vous, Messieurs les Administrateurs, j'ai à exprimer mes remercîments pour l'appui que vous m'avez prêté en un grand nombre de circonstances, et pour les marques de cordiale sympathie que vous m'avez toujours témoignées.

En commençant mon Titulariat, je vous prie, Messieurs, de me garder les mêmes sentiments.

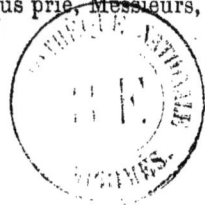

www.ingramcontent.com/pod-product-compliance
Lightning Source LLC
Chambersburg PA
CBHW060505210326
41520CB00015B/4107